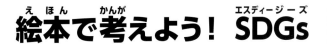
水とトイレ

文・絵／ウノ・カマキリ

JN080670

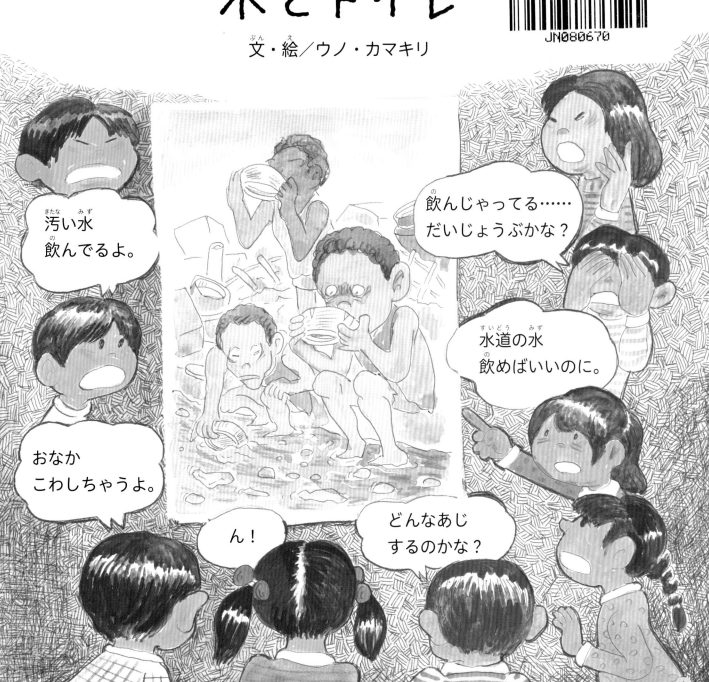

汚い水
飲んでるよ。

飲んじゃってる……
だいじょうぶかな？

おなか
こわしちゃうよ。

水道の水
飲めばいいのに。

ん！

どんなあじ
するのかな？

1

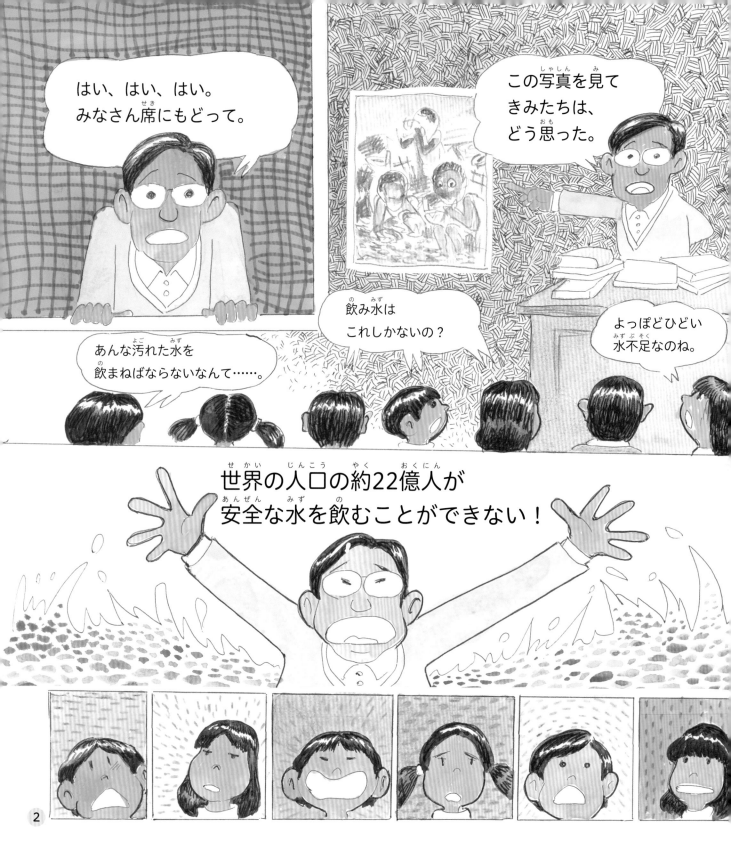

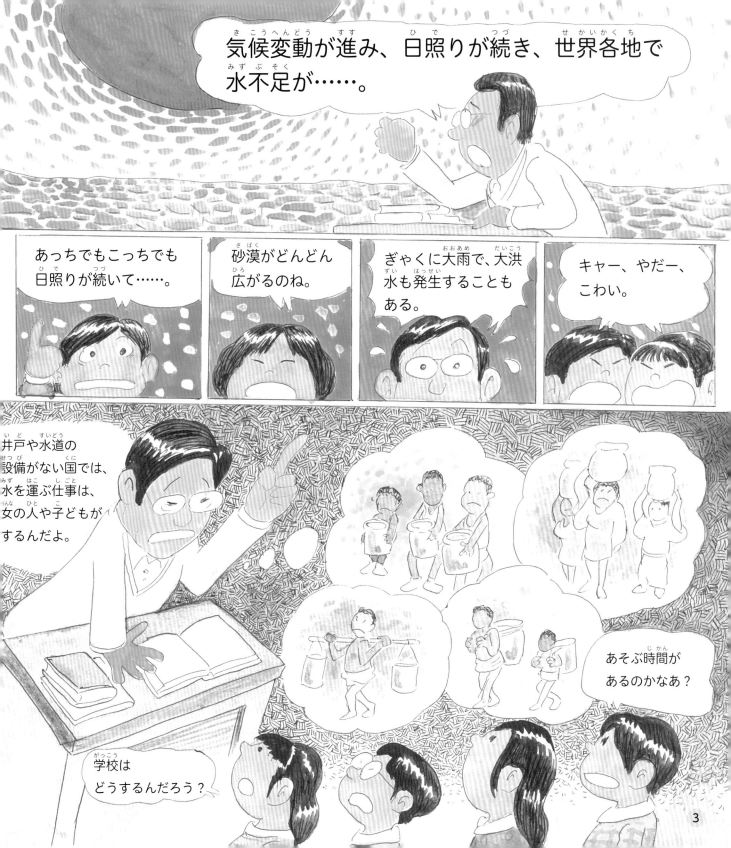

気候変動が進み、日照りが続き、世界各地で水不足が……。

あっちでもこっちでも日照りが続いて……。

砂漠がどんどん広がるのね。

ぎゃくに大雨で、大洪水も発生することもある。

キャー、やだー、こわい。

井戸や水道の設備がない国では、水を運ぶ仕事は、女の人や子どもがするんだよ。

あそぶ時間があるのかなあ？

学校はどうするんだろう？

3

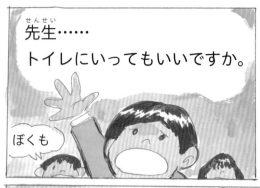

先生……
トイレにいってもいいですか。

ぼくも

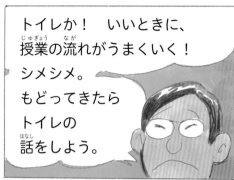

トイレか！　いいときに、授業の流れがうまくいく！
シメシメ。
もどってきたら
トイレの
話をしよう。

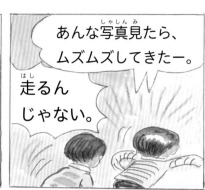

あんな写真見たら、
ムズムズしてきたー。
走るん
じゃない。

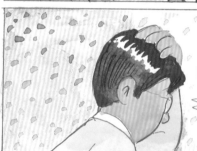

でも、どうして
水の話をしたら
トイレにいきたく
なったんだろう？

わたしもいくー。

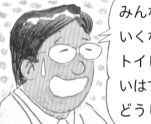

みんないっしょに
いくなんて？
トイレは見られたくな
いはずなのに
どうしてだ……。

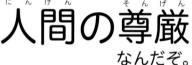

用を足しているところを
見られたくないのは……
人間の尊厳
なんだぞ。

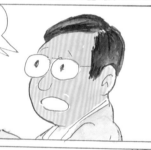

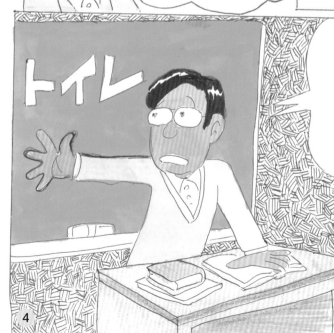

トイレ

野外で排泄をすると、川や池の水が
汚染される。そして、その水を飲んだ
子どもたちが赤痢やコレラなどの感染症に
かかってしまい、命を落とすことになる。
トイレは、とっても大切なんだ。

4

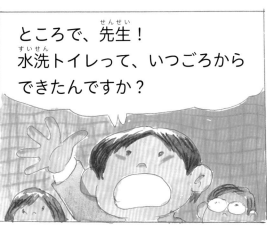

ところで、先生！
水洗トイレって、いつごろから
できたんですか？

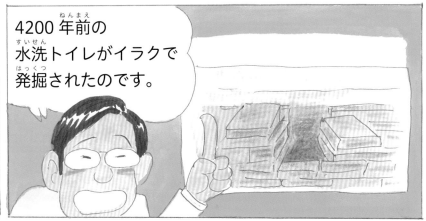

4200年前の
水洗トイレがイラクで
発掘されたのです。

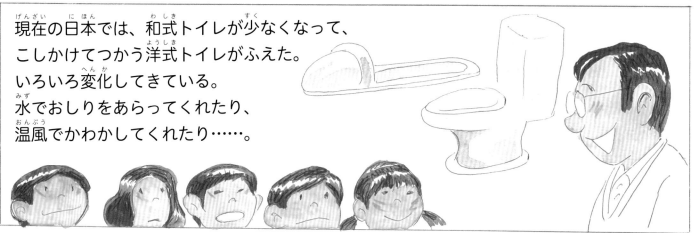

現在の日本では、和式トイレが少なくなって、
こしかけてつかう洋式トイレがふえた。
いろいろ変化してきている。
水でおしりをあらってくれたり、
温風でかわかしてくれたり……。

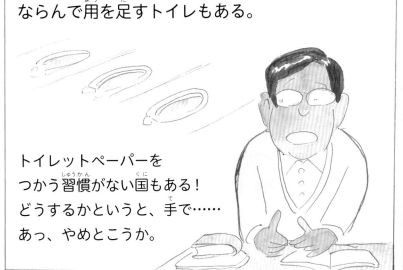

でも、世界には壁もなく
ならんで用を足すトイレもある。

トイレットペーパーを
つかう習慣がない国もある！
どうするかというと、手で……
あっ、やめとこうか。

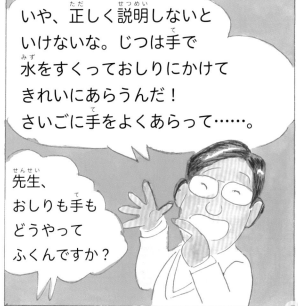

いや、正しく説明しないと
いけないな。じつは手で
水をすくっておしりにかけて
きれいにあらうんだ！
さいごに手をよくあらって……。

先生、
おしりも手も
どうやって
ふくんですか？

「水の惑星」といわれる地球には、豊富な水があります。でも、そのうち人類が利用できるのはごくわずかであることをわすれられがちです。安全な水を飲めない人が、世界中に数えきれないほどたくさんいるのです。

世界では、安全でない、不衛生な水を飲んで、多くの人びとが病気にかかったり、命を落としたりしています。

この地図は、安全な飲み水（もしくは基本的な飲み水）を利用できる人が、総人口のどれぐらいいるかを国ごとにあらわしたものです。

日本のようにすべての国民が安全な水を飲める国もありますが、ほかのアジアの国やアフリカなどには、安全な水を利用できない人びとがたくさんいるのです。そうした人びとは、飲み水を手に入れるために毎日多くの時間をつかっています。

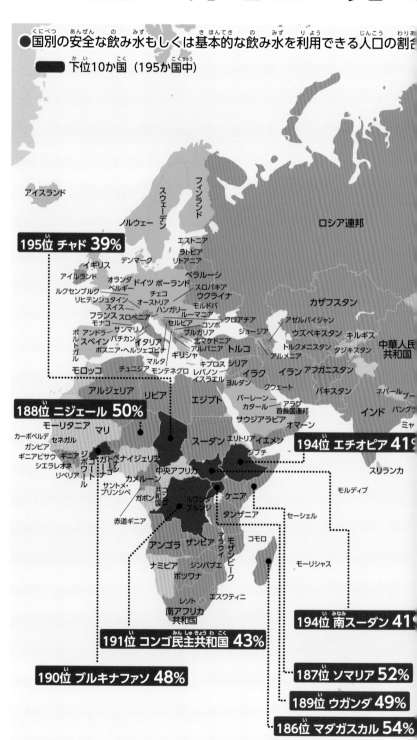

● 国別の安全な飲み水もしくは基本的な飲み水を利用できる人口の割合

下位10か国（195か国中）

195位 チャド 39%

188位 ニジェール 50%

194位 エチオピア 41%

194位 南スーダン 41%

191位 コンゴ民主共和国 43%

190位 ブルキナファソ 48%

187位 ソマリア 52%

189位 ウガンダ 49%

186位 マダガスカル 54%

「世界の飲み水」

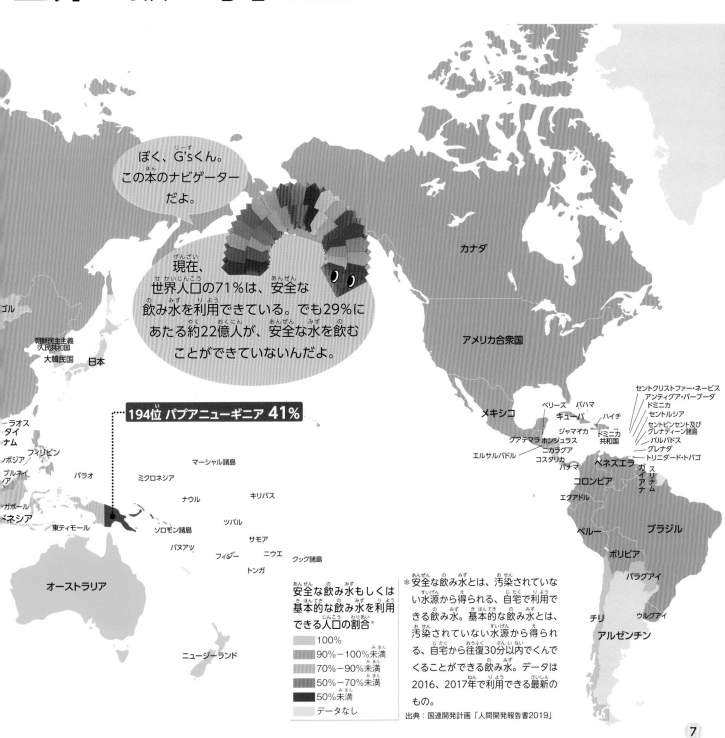

ぼく、G'sくん。
この本のナビゲーター
だよ。

現在、
世界人口の71%は、安全な
飲み水を利用できている。でも29%に
あたる約22億人が、安全な水を飲む
ことができていないんだよ。

194位 パプアニューギニア 41%

カナダ

アメリカ合衆国

メキシコ

ベリーズ
バハマ
キューバ
ハイチ
ジャマイカ
グアテマラ ホンジュラス
ドミニカ
共和国
ニカラグア
エルサルバドル
コスタリカ
パナマ

セントクリストファー・ネービス
アンティグア・バーブーダ
ドミニカ
セントルシア
セントビンセント及び
グレナディーン諸島
バルバドス
グレナダ
トリニダード・トバゴ

ベネズエラ
スリナム
ガイアナ
コロンビア
エクアドル

ペルー
ブラジル
ボリビア
パラグアイ
チリ
ウルグアイ
アルゼンチン

ゴル
朝鮮民主主義
人民共和国
大韓民国
日本
ラオス
タイ
ナム
フィリピン
ブルネイ
ア
パラオ
ガポール
ネシア
東ティモール
ボジア

マーシャル諸島
ミクロネシア
ナウル
キリバス
ツバル
ソロモン諸島
バヌアツ
サモア
フィジー
ニウエ
クック諸島
トンガ

オーストラリア

ニュージーランド

**安全な飲み水もしくは
基本的な飲み水を利用
できる人口の割合***

- 100%
- 90%－100%未満
- 70%－90%未満
- 50%－70%未満
- 50%未満
- データなし

*安全な飲み水とは、汚染されていな
い水源から得られる、自宅で利用で
きる飲み水。基本的な飲み水とは、
汚染されていない水源から得られ
る、自宅から往復30分以内でくんで
くることができる飲み水。データは
2016、2017年で利用できる最新の
もの。

出典：国連開発計画「人間開発報告書2019」

はじめに

みなさんは、このシリーズのタイトル「SDGsのきほん」をどう読みますか？「エスディージーエスのきほん」ではありませんよ。「エスディージーズのきほん」です。

SDGsは、英語のSUSTAINABLE DEVELOPMENT GOALsの略。意味は、「持続可能な開発目標」です。SDGがたくさん集まったことを示すためにうしろにsをつけて、SDGsとなっているのです。

SDGsは、2015年9月に国連の加盟国が一致して決めたものです。17個のゴール（目標）と「ターゲット」という「具体的な目標」を169個決めました。

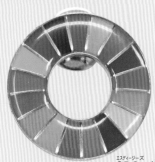

SDGsバッジ

最近、右のバッジをつけている人を世界のまちで見かけるようになりました。SDGsの目標の達成を願う人たちです。ところが、言葉は知っていても、「内容がよくわからない」、「SDGsの目標達成のために自分は何をしたらよいかわからない」などという人がとても多いといいます。

ということで、ぼくたちはこのシリーズ「SDGsのきほん」をつくりました。『入門』の巻で、SDGsがどのようにしてつくられたのか、どんな内容なのかなど、SDGsの基礎知識をていねいに見ていき、ほかの17巻で1巻1ゴール（目標）ずつくわしく学んでいきます。どの巻も「絵本で考えよう！ SDGs」「世界地図で見る」からはじめ、うしろのほうに「わたしたちにできること」をのせました。また、資料もたくさん収録しました。

さあ、このシリーズをよく読んで、みなさんも人類の一員として、SDGsの目標達成に向かっていきましょう。

稲葉茂勝

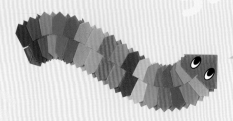

SDGが
たくさん集まって、
SDGsだよ。

もくじ

① 「安全な水とトイレを世界中に」とは?

SDGsの目標6のテーマ*は
「安全な水とトイレを世界中に」です。
また、目標の日本語訳は、
「すべての人のために水と衛生の
利用可能性と持続可能な管理を
確保する」となっています。

目標の原文と日本語訳

SDGs目標6は、英語と日本語で、それぞれつぎのようになります。

6 安全な水とトイレを世界中に

- Ensure availability and sustainable management of water and sanitation for all
- すべての人々の水と衛生の利用可能性と持続可能な管理を確保する
  (all)　　(water) (sanitation) (availability)　(sustainable management)　(ensure)

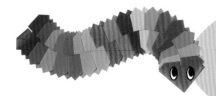

英語を訳した日本語が
よくわからないことが、SDGsそのものが
わからない原因の1つになっている。でも、
テーマでは「衛生」を「トイレ」と
訳しているから、わかりやすいよね。

*SDGsの各目標は、文章で書かれている。それに対し、ロゴマークの上に書かれた短い言葉がある。それを「テーマ」とよんでいる。

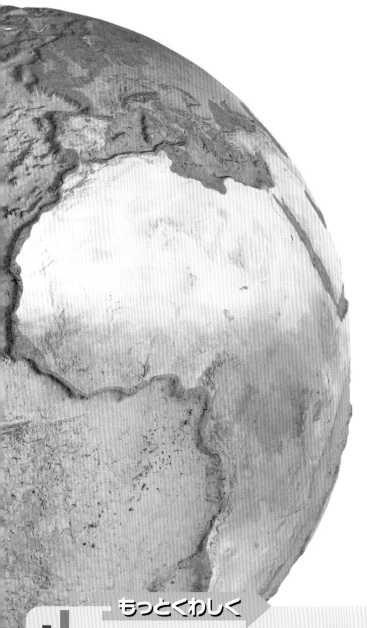

地球上の水

　地球上にある水は、全体の97.5％が海水で、淡水（真水）はわずか2.5％！　さらに、人間が利用できるのはわずか0.01％にすぎません。左の写真でちょこんとのっている小さな水色のボール①が、地球上のすべての水をあらわしています。ほとんどは海水で、そのうちの真水はさらに小さなボール②です。しかも真水の大半は、北極や南極の氷です。こおっていない真水の多くは地下水で、その半分以上が地下800mよりも深い地層にあって、かんたんに利用できません。人類がすぐにつかえる真水は、地球の表面の川や湖、沼などにあって、いちばん小さな水色の点③ほどなのです。

　「安全な飲み水」の利用とは、③のなかでも、水道がひかれ、汚染防止の対策をした井戸などから利用できるきれいな水を意味しています。川や池、雨水が入りこんでしまう井戸などからくんできた水は、安全な水とはいえません。

もっとくわしく

水質悪化の原因

　開発途上国では多くの人びとが不衛生な水を利用している。急速に人口がふえたり産業が急速に発展したりしている国では、都市部で汚水がどんどん発生してしまう。汚水を処理できず、井戸などの水質が悪化していることも多い。農村部でも、トイレなどの設備が整っていないために水源を汚してしまうことが水質悪化の原因となっている。

② 安全な水を利用できない理由

現在、世界中に安全な水を利用できない人が約22億人いると推定されています。そうした地域では、汚い水を飲んで下痢を起こして命を落とす子どもも少なくありません。

世界の水の現実をよく見ておこう!

貧困によって

世界には国自体が貧しくて国民に安全な水を提供できない国がたくさんあります。

「安全な水を利用できない人の割合」がもっとも高いのは、オセアニア（オーストラリアとニュージーランド以外）の約43％です。これは、島が日照りなどにより水不足におちいっていることが背景にあります。

つぎに割合が高いのが、アフリカのサハラ砂漠より南に位置する国ぐにの約26％。国が貧しく、水道の整備や浄水処理が整っていません。そうした国ぐにでは、都市部でも水が手に入りにくく、水の値段が高くなっています。そのため、貧しい地域の人は安全な水が利用できなくなっています。

これは、開発途上国にかぎったことではありません。先進国でも、貧困のために安全な水を手に入れられない人もたくさんいます。

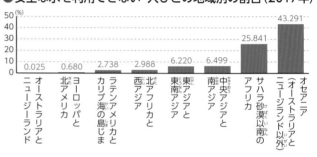

●安全な水を利用できない*人びとの地域別の割合（2017年）

地域	割合(%)
オーストラリアとニュージーランド	0.025
ヨーロッパと北アメリカ	0.680
ラテンアメリカとカリブ海の島じま	2.738
北アフリカと西アジア	2.988
東アジアと東南アジア	6.220
中央アジアと南アジア	6.499
サハラ砂漠以南のアフリカ	25.841
オセアニア（オーストラリアとニュージーランド以外）	43.291

安全な水と飢餓

人は何も食べなくても水があれば、少しのあいだは生きられるといわれています。でも、細菌や寄生虫がまじった汚い水を飲むと栄養不足の人などはたちまち病気になってしまいます。さらに飢餓状態の場合、とくに子どもは命を落としてしまいます。

このことからも、SDGsの目標1「貧困をなくそう」、目標2「飢餓をゼロに」、目標3「すべての人に健康と福祉を」と、目標6の「安全な水とトイレを世界中に」とが密接に関係していることがわかります。

*ユニセフ・WHO JMP報告書「飲み水と衛生の進歩と格差（2000年～2017年）」に記載の「安全に管理されていない水」のうち、地表水と改善されていない水をあわせた数値を集計。

見た目はきれいでも！

アフリカなどの人たちが茶色くにごった水を飲んでいる写真を見かけることがあります。また、一見して飲めるような水でも、細菌などに汚染されていることも多くあります。開発途上国では、人や家畜の糞便、生活排水などで水が汚染されたり、先進国でも工場排水や農業排水などで川や湖の水が汚染されたりしていることがあります。洪水が起きると、開発途上国では浄水施設が整備されていないためにただちに人びとは水が飲めなくなります。日本のような先進国でも、下水（→p30）があふれて衛生状態が悪くなり、飲み水を汚染することもあります。

気候変動による日照りと洪水

気候変動が進み、世界各地で日照りが続き、水不足におちいっています。砂漠がどんどん広がっています。今後も砂漠化が進み、世界の水不足はさらに深刻になると予想されています。

また、気候変動は、日照りと反対に大雨ももたらします。最近では台風が巨大化し、激しい雨をふらせることがふえてきたといわれています。大雨によって洪水が発生。人びとの命をうばい、あらゆるものを破壊します。先進国でもこうした自然災害によって、安全な水が失われることがあるのです。

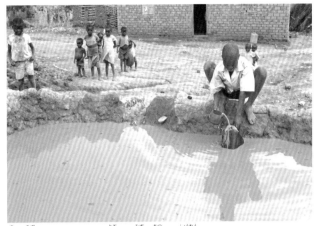
飲み水などにするために汚れた水を集める少年。

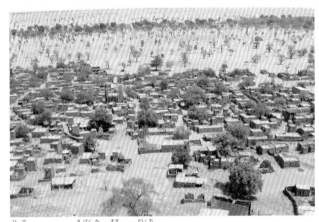
日照りによって砂漠化が進んだ大地。

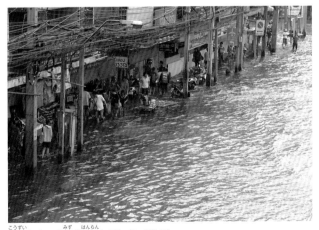
洪水によって水が氾濫してしまっている。

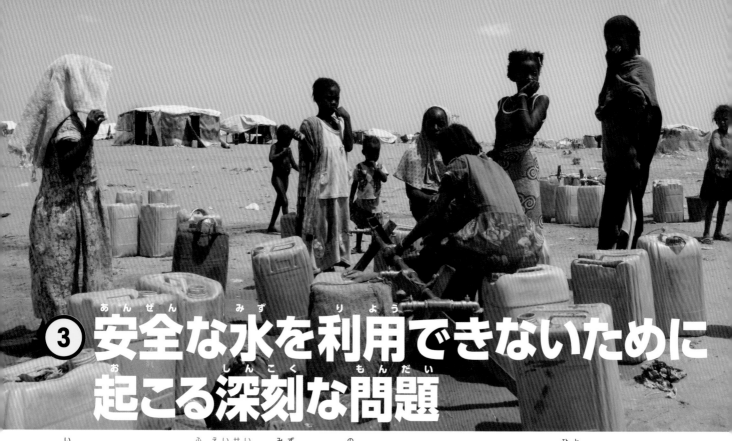

③ 安全な水を利用できないために起こる深刻な問題

生きるために不衛生な水でも飲まなければならない人や、
水を得るために遠くの池や川、井戸にいかなければならない人が、
開発途上国などには、数えきれないほどたくさんいます。

どんなに汚くても

ユニセフ*（→『教育』の巻）によると、約22億人の人びとが安全な水を自宅でいつでも飲める環境になく、川や池、沼、湖、用水路、覆いのない井戸などの水を飲むしかありません。

そのため多くの人びとは、泥や細菌、動物の糞尿などがまじった、たいへん危険な水を飲まざるをえないのです。このため、抵抗力の弱い子どもたちなどは、ときに命を落とす場合もあります。ユニセフでは、その数が年間約30万人、毎日800人以上にものぼっていると発表しています。

*すべての子どもの命と権利を守るために活動する国連機関。国連児童基金（UNICEF）（→p28）。

水くみは子どもや女性の仕事

水くみは重労働ですが、たいてい子どもや女性の役割とされています。遠くはなれた川や池までいって、家族がその日につかう水をくむのです。1日に何往復もしなければならず、水くみだけに何時間もかけなければなりません。炎天下でもおこなわなければならないのです。

また、子どもたちに重労働を課す水くみの現実は、子どもたちを、家事を手伝わなければならず、学校にいくことはできない、過酷な環境に追いやっています。

勉強したいと願いながらも生きていくためにしかたなく……。

教育を受けられずに成長するとつぎの世代でも、同じような生活が続くといわれます（→『教育』の巻）。貧困からぬけだしづらくなるためです（→『貧困』の巻）。

このように、安全な水を利用できないことの悪影響は、はかりしれません。

ユニセフは、「サハラ砂漠以南のアフリカだけでも、330万人を超える子どもたちが水の重さにたえながら毎日遠い道のりを歩き続けている」といっています。

感染症の蔓延

洪水などにより水源が汚染されたり、水源がこわされたりした人びとや、紛争からにげだして難民生活をしている人びとも、安全な水を利用できない場合があります。こうした人びとのあいだに感染症などが発生すると、一気に蔓延してしまいます。

もっとくわしく
洪水がひきおこす感染症

洪水により水源が汚染され、その汚染された水を飲んだことで感染症にかかるリスクが高まる。「水系感染症（→p30）」とよばれる、腸チフス、コレラ、レプトスピラ症、A型肝炎などが流行する可能性がある。また、洪水などでたまった汚い水は、蚊などの産卵場所。蚊が媒介する、マラリア、デング熱、出血熱、黄熱、ウエストナイル熱などの感染症は、人類の歴史上、大洪水のあとに流行してきた。

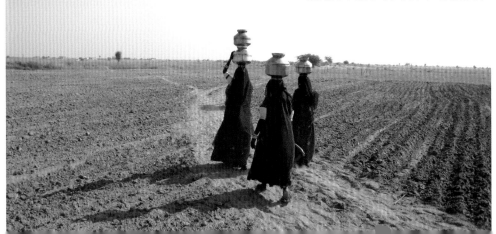

遠い道のりを歩いて水くみにいく女性たち。

④トイレがないことの意味

世界にはいまだに道ばたや草むらなどの屋外で用を足す（排泄）人びとが大勢います。屋外排泄をすると、排泄物にふくまれる病原菌が雨水などで運ばれて飲み水に入ってしまいます。

教育への影響

「用を足しているところを見られたくない」というのは、だれもがもつ気持ちです。開発途上国などでは、トイレがないから学校にいきたくないという女の子がいます。

「アフリカの女の子の10人に1人はトイレがないという理由から生理中は学校を休む」というユニセフの報告もあります。

学校を休むうちに授業がわからなくなり、学校をやめてしまう人もいます。

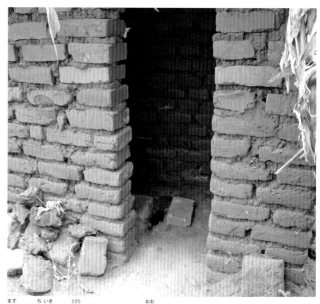

貧しい地域では扉のないトイレが多い。

もっとくわしく

ユニセフのトイレに関する取りくみ

ユニセフでは、「水と衛生」の分野でさまざまな活動をおこなっている。1946年に活動を開始して以来、世界中でトイレのつくりかたを伝えたり、トイレづくりに必要な資材を届けたりしてきた。また、トイレのあとの手洗いの普及など、衛生的な生活についての知識を広める活動も展開している。1人でも多くの子どもたちが健やかに成長できるように、これからも世界各地で衛生習慣（→p30）や衛生設備の普及を進め、衛生に関する問題の解決に取りくんでいくとしている。

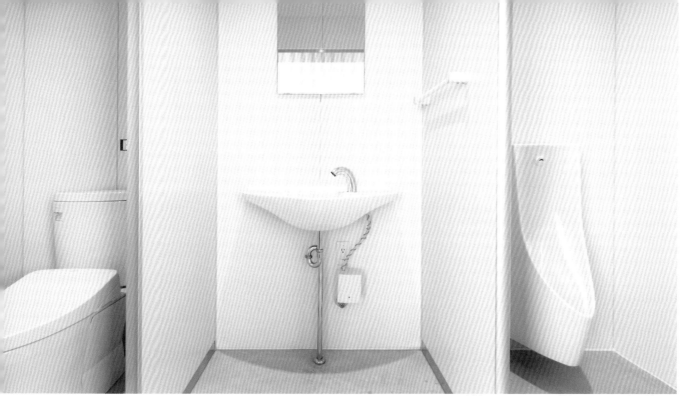

日本のようにきれいな公衆トイレがある国は少ない。

「人間の尊厳」

　ユニセフでは、「トイレをしている姿は、人には見られたくないものです。清潔なトイレで人目にふれずに安心して用を足せる環境づくりが、1人ひとりの尊厳（人間の尊厳→p30）を守ることにつながります」といっています。

　女性が安心してつかえるトイレ、障がい者にやさしいトイレをつくっていくのも、人間の尊厳を守ることなのです。

ねえ、きみも学校でうんちをするのがちょっとはずかしいと思うことはないかな。

トイレ文化のちがい

　トイレは、文化や習慣のちがいによって大きくことなります。たとえば、日本人はトイレットペーパーをつかいトイレに流しますが、流さず、かごにすてる国が多くあります。また、トイレットペーパーをつかわず、手をつかっておしりを水であらう国もあります。

インドなどでは水をつかって自分でおしりをあらうトイレが一般的。

人類はすでに大昔からトイレの文化をもっていました。トイレは、いまでいう「水洗トイレ」だったとされています。トイレのようすを大昔にさかのぼって見てみましょう。

世界最古のトイレは水洗式

西アジアのチグリス・ユーフラテス川周辺では、いまから約9000年前、人類は狩猟や採集だけではなく、牧畜と農耕をはじめていました。そこへシュメール人があらわれ、文明を築きます（いまから5000年以上前）。その文明が「メソポタミア文明」です。かれらは、数学、暦法、天文、農学など、非常に高い知識と技術をもっていました。水洗トイレは、その1つでした。

現在のイラク東部の遺跡から、いまから4200年前ごろのものとされる水洗トイレが発掘されました。これは、レンガをいすのような形に組んでつくられた水洗式で、糞尿はレンガでつくられた水路を通して川へ流されるようになっていました。

水洗トイレは、メソポタミア文明におくれて起こったインダス川流域を中心に栄えた「インダス文明」でも見られました。

その遺跡が、1921年に発見されたパンジャブ地方のハラッパー遺跡やその翌年に発見されたシンド地方のモヘンジョ・ダロ遺跡です（どちらも現在のパキスタン内）。そこでは、下の写真のようなトイレが発見されています。

●メソポタミア文明とインダス文明

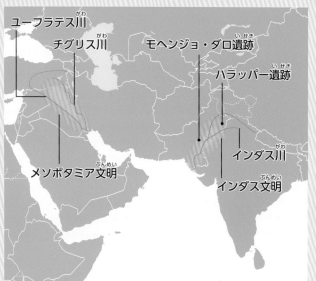

ユーフラテス川
チグリス川
モヘンジョ・ダロ遺跡
ハラッパー遺跡
メソポタミア文明
インダス川
インダス文明

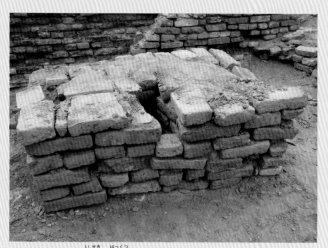

モヘンジョ・ダロ遺跡で発掘されたトイレ。

古代ローマでは

古代ローマの下水道の技術は高く、公衆トイレがつくられ、いまから約2000年前には、1000か所以上にもなっていたといわれています。当時の下水道は、市民の住宅にもつながり、汚水は下水道を通じて川へと流されました。雨水を排水する役目もありました。ところが5世紀に西ローマ帝国が滅亡すると、古代ローマ時代から続いたトイレ文化も消えていきました。人びとのトイレ事情は、大昔に逆もどりしてしまったのです。中世のトイレの構造は、ただあなに糞尿をためるおけがあるといったもの。おけのない場合もありました。その後時代が進むと、しだいに糞尿は人に見られるのははずかしいと考えられるようになります。

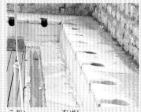

古代ローマの水洗トイレ。

もっとくわしく
糞尿でよごれた都市

中世のヨーロッパの都市では、石畳の道路の中央を低くしてみぞをつくり、雨水や排水を流していた。糞尿はごみとともに決まった場所にすてる規則があったが、まどから外にばらまく人も多かった。

もっとくわしく
感染症と下水道

下水道は、感染症の大流行により発達したという見方がある。中世のヨーロッパでは、都市人口が増加すると、糞尿が街路にすてられるようになり、都市の衛生状態は悪化。ペストやコレラなどの感染症が大流行。1350年ごろにヨーロッパでペストが大流行すると、1370年ごろにフランスのパリに下水道がつくられた。1740年ごろにはパリに環状大下水道が完成した。18世紀に産業革命がイギリスではじまると、人口がさらに都市に集中。深刻な不衛生状態になり、19世紀にはヨーロッパ各地でコレラなどの感染症が大流行。1848年にコレラが大流行したロンドンでは、1856年から下水道工事がはじまり、1863年に完成。1880年代初頭、パリでチフスが大流行した結果、下水を処理することを考えに入れた下水道の大幅な改造がおこなわれた。日本でも、コレラが大流行した1882（明治15）年のあとに、国内ではじめての近代的な下水道がつくられた。

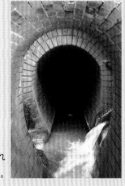

日本の近代下水道のさきがけといわれる神田下水。いまでもつかわれている。

⑤ 安全な水とトイレを 世界中にとどけるには

人類がすぐにつかえる真水は地球上にわずかしかないことを見てきましたが（→P11）、それでもその水の量というのは、全人類が十分にやっていける量だといわれています。どういうことでしょうか？

水のかたより

このシリーズの『飢餓』の巻では、世界の穀物生産が、世界中の人が生きていくのに必要な量の２倍近くあること、それなのに８億人以上が飢餓におちいっていることなどについて見てきました。水も穀物と同じで、地球全体としては、人類が必要とする量が十分にあるのです。それにもかかわらず、安全な水を利用できない人が約22億人いる状況にあるといわれています（→p12）。

その理由としては、水が季節や気候により、あるときにはあるけれど、ないときにはない、また、地理的にあるところはあるけれど、ないところにはないというように、かたよっていることがあげられます。

水のかたよりは、「水の偏在（→p30）」というよ。

水不足をなくすには

安全な水を利用できない人をなくすためには、水不足の地域に安全な水を届けるしくみが重要です。そのためには、上下水道にかぎらず、地域にあった小規模なしくみを整備・維持しなければなりませんが、それにはお金と技術が必要です。

そこで世界は2000年、国連ミレニアム開発目標（MDGs→『入門』の巻）をつくり、2015年までに安全な飲み水にアクセスできない人口割合を半減させることをめざしました。

MDGsにより、1990年から2010年のあいだに安全な飲み水を利用できる人は大幅にふえました。ところが、世界人口が1990年の約53億人から2010年には約70億人にふえたため、利用できない人の数も、ふえてしまいました。さらにそのあと人口が増加し、安全な水を利用できない人がますますふえてしまっています。

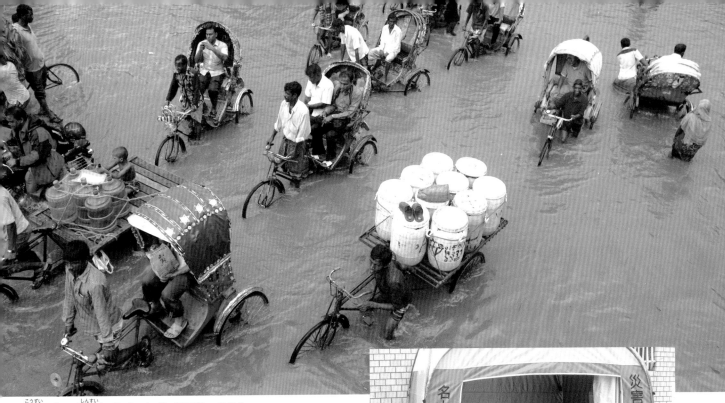

洪水によって浸水してしまったバングラデシュのまち。

先進国とSDGs目標6

　安全な水を利用できる人をふやすことに成果をあげたMDGsは、開発途上国を対象にしたものでしたが、2015年のつくられたSDGsは、先進国をふくむすべての人類の目標とされました。なぜなら、「水があるとき・あるところにはあって、ないとき・ないところにはない」（水の偏在）というのは、開発途上国にかぎらず、先進国でも同じだからです。

　近年、地球温暖化にともなって、台風が巨大化して豪雨をもたらし、洪水が頻発しています。反対に熱波におそわれ日照りが続いています。そのため、「水の偏在」はますます進んでいます。

名古屋市の災害用トイレ。マンホールの上に設置すると仮設トイレになる。

　こうした気候変動は先進国でも起こっています。そのため「安全な水を世界中に」といった目標を先進国もかかげる必要があるのです。

　一方、トイレはとても大切です。洪水などの災害のあと、トイレの復旧は欠かせません。だから、目標6のテーマが「安全な水とトイレを世界中に」とされたのです。

⑥ わたしたちにできること

目標6の「安全な水とトイレを世界中に」の達成には、国の政策が重要であるのはいうまでもありませんが、わたしたち個人レベルでもできることもあります。まずは、世界の現実を知ることです。

知識を得て広める

世界の安全な水とトイレの実情について、日本では、とくに自然災害後のトイレの問題などについてよく調べ、どうすれば目標6が達成できるか考えることが、わたしたちにできる第一歩です。そして、わたしたちにできることがないか、家族や友だちなど、みんなで話しあってみるといいでしょう。1人では出てこないアイディアが、話しあっていると出てくることが多くあります。

そうした上で、自分たちの考えを多くの人に知ってもらうように広めることも、わたしたちにできることだといえます。

> いまは、SNSなどを活用して情報を発信・拡散することがかんたんにできるようになっているよね。

寄付やボランティア

日本にも、開発途上国に井戸をほったり、トイレをつくったりする活動をしている組織や団体があります（→p27）。井戸ほりと学校建設をいっしょにおこなっているところもあります。学校にとってトイレがとても重要であることから、おこなっているのです。

そうした組織や団体の活動資金は、寄付の割合が多いです。寄付をすることも、わたしたちにできることです。将来は、支援をおこなう組織や団体でボランティアをしたり、仕事をしたりする人もいるはず。いまのうちは、さまざまな情報を得るようにするとよいでしょう。

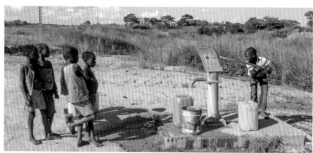
NGOの支援で設置された南アフリカの井戸。

水の3R

蛇口をひねれば水が出てくる国にくらす日本人として、安全な水とトイレが利用できない人びとのことをただかわいそうと思っていてはいけません。
水の大切さを考えるために、「水の3R」をこころがける必要があります。

「水の3R」とは

ふつう「3R」とは、Reduce（節約）、Reuse（再使用）、Recycle（再生利用）の頭文字の3つのRのことです。あらゆるものについていわれていますが、水についても同じです。

- 節水（Reduce）：必要以上の水をつかわないようにすること。
- 水の再利用（Reuse）：いちど何かにつかったあとの水を、ふたたびつかうこと。
- 水の再生利用（Recycle）：汚れてしまった水を浄化し、ふたたびつかうこと。

「水の3R」は、農業や工業といったレベルでもさまざまにおこなわれていますが、個人や家庭、学校といった身近なところでおこなうことが大切です。

家庭での水の3R

3つのRのうち、再生利用には特別な技術や設備が必要になりますが、節水、再利用については各家庭でもかんたんに実行できます。

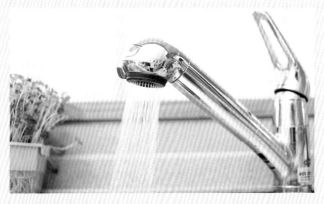

- 水道の蛇口のあけしめに気をつける。つかわないときは出しっぱなしにしない。
- 食べおわった食器など、あらう前に汚れをふきとるようにして、少ない水であらう。
- うどんやパスタをゆでたあとの「ゆで汁」を、食器あらいなどに利用する。

これらはあくまでも例ですが、家庭で知恵を出しあって、3Rを実行していくことが大切です。また、食べものをつくる過程でもたくさんの水をつかいます。日本はたくさんの食べものを海外から輸入して食べのこしています。自宅でも適切な量だけ買って、つくり、食べのこさないことで、たくさんの水を節約できることもわすれてはなりません。

⑦ だからSDGs目標6

日本では、蛇口をひねるとすぐに安全な飲み水が出る水道、整備された清潔なトイレなど、環境が整っていますが、このような国は、世界でも数えるほどしかありません。

そもそも「安全な水」とは

「安全な水」とは、「自宅にあり、必要な時に入手でき、排泄物や科学物質によって汚染されていない、改善された水源から得られる水」のこと。改善された水源には、たとえば水道、保護された井戸や泉、雨水などがあります。ところが、世界の約22億人は安全な飲み水をかんたんにはつかえません。

さらに、安全に管理されたトイレを利用できない人は約42億人で、世界の半分以上の約6割の人がこれにあたるといわれています。

もっとくわしく

2020年の新型コロナウイルス

貧しい国では上下水道設備などが整っていないことも多く、糞や尿、家庭や工場からすてられた水が流れこんだ川や湖の水、また、有害な物質が染みこんだ土地の地下水など汚れた水を処理しないまま飲み水として利用していることも少なくない。このような不衛生なトイレや汚れた水がコレラや赤痢などおそろしい感染症の原因となったことが歴史的にも証明されてきた(→『健康と福祉』の巻)。

2020年、中国の武漢から広まった新型コロナウイルスは、時間の経過とともにイタリア、スペインなどヨーロッパで蔓延し、パンデミック（世界的な流行）をひきおこした。ついで、アメリカで感染者が急増。一時期は、アメリカがもっとも感染者の多い国となった。

先進国が集まるヨーロッパや世界一の経済大国アメリカ、そして日本でも感染が拡大するなか、水とトイレが不十分なアフリカの感染拡大のスピードが、先進国よりも速いことが報告された。開発途上国では、感染拡大を防ぐために、水とトイレの整備が求められた。

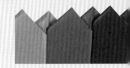

くもの巣チャートで考えよう!

SDGsのとくちょうの1つとして、17個の目標のうちどれか1つを達成しようとすると、ほかの目標も同時に達成していかなければならないということがあります。ここでは、目標6と強く関係するほかの目標との関連性を見てみます。

2020年のパンデミックは、SDGsの必要性を大きく高めたんだよ。

5・7・8 女性の人間としての尊厳を守るために、目標6の達成は必要不可欠である。水とトイレの環境を整えることと、電気やガスをつかえるようにすることは、ともに女性が水くみや食事のしたくでむだに時間をとられなくするために重要な条件となる。女子が学校にいけるようになり、女性の社会進出にもつながる。ひいては、国や地域の経済成長にもよい影響が期待できる。

3・4 あらゆることに教育が必要なのはいうまでもない。感染症を防ぐためには、手あらいなどの衛生習慣が重要であることを知らせるのも教育だ。ユニセフは、せっけんをつかった正しい手あらいを広める活動をおこなっている。目標3と目標4は、目標6と同時に達成していくべきだ。

9 目標9でいう「産業と技術革新の基盤」ができれば、安全な水とトイレを世界中にいきとどけられるようになる。

12 食べ物や製品をつくるのにどれだけたくさんの水をつかうか、またその製品がどれだけ水に影響をあたえるかを考えてつかう。そうすることが、節水につながる。

1 開発途上国は、国にお金がないため、安全な水とトイレを国中にいきとどけることができない。まずは、貧困の解消が必要だ。

13 気候変動にそなえた具体的な対策の1つとして、安全な水とトイレの確保がふくまれている。

15 水をたくわえたりきれいにしてくれたりするのは森林や湿原だ。森を守ることが、水の供給につながっている。

25

目標6のターゲットの子ども訳

SDGsの全169のターゲット*は、もともと英語で書かれていました。それを外務省が日本語にしたのが下の　　のもの。むずかしい言葉が多いので、このシリーズでは、ポイントをしぼって「子ども訳」をつくりました。

6.1　2030年までに、すべての人が安全で手頃な価格の水を飲んだりつかったりできるようにする。

6.2　2030年までに、すべての人が野外で排泄しないですむようにトイレと下水施設を整備する。

6.3　2030年までに、汚染物質やゴミを減らし、水質を改善する。

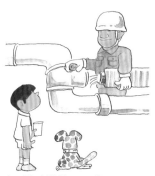

飲み水に病原菌などが入らないように管理することも必要。

6.4　2030年までに、水のつかい方を改善し、水不足に悩む人を減らす。

6.5　2030年までに、国境を超えて水資源を管理する。

6.6　2020年までに、水の生態系の保護・回復をおこなう。

6.a　2030年までに、開発途上国における水の利用・再利用と衛生に取りくむ。

6.b　水と衛生に関して地域住民の意識を向上させる。

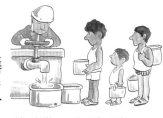

同じ水源から使う水を制限するなど、適切な管理が必要。

目標6のターゲット（外務省仮訳）

6.1　2030年までに、すべての人々の、安全で安価な飲料水の普遍的かつ平等なアクセスを達成する。

6.2　2030年までに、すべての人々の、適切かつ平等な下水施設・衛生施設へのアクセスを達成し、野外での排泄をなくす。女性及び女子、ならびに脆弱な立場にある人々のニーズに特に注意を向ける。

6.3　2030年までに、汚染の減少、投棄廃絶と有害な化学物質や物質の放出の最小化、未処理の排水の割合半減及び再生利用と安全な再利用の世界的規模での大幅な増加させることにより、水質を改善する。

6.4　2030年までに、全セクターにおいて水の利用効率を大幅に改善し、淡水の持続可能な採取及び供給を確保し水不足に対処するとともに、水不足に悩む人々の数を大幅に減少させる。

6.5　2030年までに、国境を越えた適切な協力を含む、あらゆるレベルでの統合水資源管理を実施する。

6.6　2020年までに、山地、森林、湿地、河川、帯水層、湖沼などの水に関連する生態系の保護・回復を行う。

6.a　2030年までに、集水、海水淡水化、水の効率的利用、排水処理、リサイクル・再利用技術など、開発途上国における水と衛生分野での活動や計画を対象とした国際協力と能力構築支援を拡大する。

6.b　水と衛生に関わる分野の管理向上への地域コミュニティの参加を支援・強化する。

*SDGsでは17の目標それぞれに「ターゲット」とよばれる「具体的な目標」を決めている。

SDGs関連資料①

独立行政法人 国際協力機構（JICA）は、世界中で開発途上国の支援を
おこなっている日本の機関です。目標6達成のために、どのような取りくみを
しているのでしょうか。

【政府機関】

● 独立行政法人 国際協力機構（JICA）

〒102-8012 東京都千代田区二番町5-25
二番町センタービル
電話：03-5226-6660

日本の政府開発援助（ODA）を担い、「信頼で世界をつなぐ」
を目標として開発途上国の支援をおこなっている。2003年設
立。前身は、1974年に設立された国際協力事業団。2018年
度には、148の国や地域で年間872件のプロジェクトを進め
てきた*。また、日本から開発途上国へのボランティア派遣
事業（JICA海外協力隊）もおこない、累計約5万3000人
が参加している。

*プロジェクトの種類には、技術協力、有償資金協力、無償資金協力、
国際緊急援助、民間連携、市民参加協力がある。
*連絡先などの情報は2020年8月時点のもの。

● 安全な飲み水を届けるプロジェクト

国名：ナイジェリア（アフリカ）
プロジェクト名：連邦首都区無収水削
減プロジェクト
協力期間：2014年10月～2018年9月

ナイジェリア

ナイジェリアでは、都市部
で急激に人口がふえたことで安
全な飲み水（→p11）を利用できる人の割合が低
下。給水パイプの管理が悪く、途中で水が盗
まれたり漏れていたりしていたことも原因の
1つだった。こうした状況を改善するため、
JICAは現地の事業者が給水パイプを適切に管
理できるように技術支援をおこなってきた。

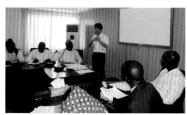
現地の事業者に計画をプレゼンテーション
するJICAの専門家。

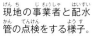
安全な飲み水を届けるための計画を話し
あうJICAの専門家と現地の事業者。

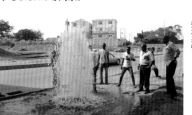
現地の事業者と配水
管の点検をする様子。

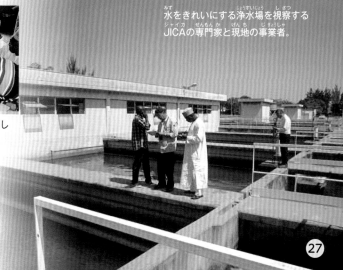
水をきれいにする浄水場を視察する
JICAの専門家と現地の事業者。

現在、国連機関やNGOなどが、すべての人が安全な水とトイレをつかえる世界を実現させるためにさまざまな活動をおこなっています。ここでは、そうした機関や団体の概要を紹介し、どのような活動をおこなっているかをかんたんに見ていきます。

【国際機関】

● 国際連合児童基金 (UNICEF)

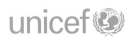

【日本の窓口】(公財) 日本ユニセフ協会
〒108-8607　東京都港区高輪4-6-12
ユニセフハウス
電話：03-5789-2011
FAX：03-5789-2036

1946年設立。第二次世界大戦で被害を受けた子どもたちに緊急支援をおこなうために設立された国連機関。それ以来、すべての子どもの命と権利が守られる世界を実現するために、「子どもの権利条約」を指針として、約190の国と地域で活動している。

提供：(公財) 日本ユニセフ協会

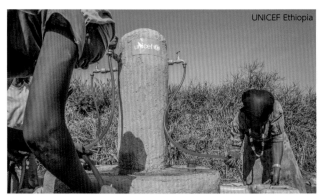

「水とトイレ」に関連するさまざまな活動をおこなう。

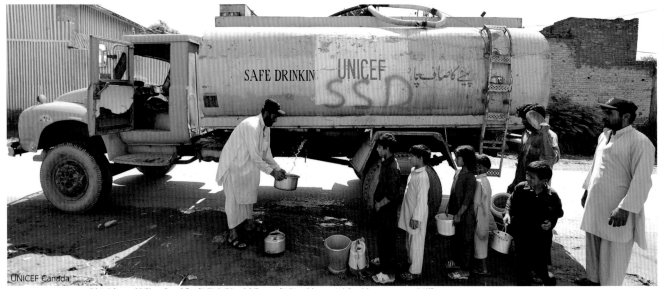

ユニセフは、150か国以上で、安全な飲み水や衛生施設を確保し、衛生に関する意識を高めるための活動をおこなってきた。

＊連絡先などの情報は2020年8月時点のもの。

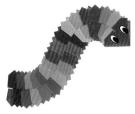
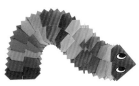
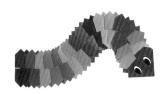

> きょうみのある
> 団体を自分で
> 調べてみよう!

【民間】

● 特定非営利活動法人ウォーターエイドジャパン（認定NPO法人）

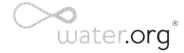

〒130-0014 東京都墨田区亀沢
2-12-11 PAX21 301号
TEL 03-6240-2772
FAX 050-3488-2040

ウォーターエイドは、1981年にイギリスで設立された水・衛生を専門に活動する国際NGO。2030年までにすべての人が清潔な水とトイレを使い、衛生習慣を実践することを目指し、アジア、アフリカなど世界34か国で活動を展開している。

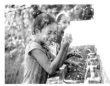
WaterAid/ Ernest Randriarimalala

● Charity: water

charity: water
SUPPORTER

※日本事務所なし

2006年設立。西アフリカのリベリアでの経験をもとにフォトジャーナリストのScott Harrison氏が設立した国際NGO。世界24か国で活動を続け、これまでに2万4537以上の給水設備、井戸に資金援助し、734万7032人に安全な水を届けた。

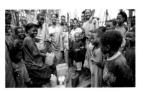

● Water.org

water.org®　※日本事務所なし

すべての人に安全な水と清潔なトイレを提供する活動をおこなう国際NGO。世界的な水の危機に対し、持続可能な画期的輸送システムと資金融資モデルにより、問題を解決することにフォーカスしている。2009年に設立。13か国で活動。

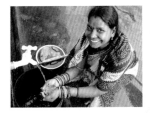

● オックスファム

※日本事務所なし

OXFAM

1942年にイギリスのオックスフォードで設立された国際NGO。70年以上の歴史のなかで、各地のパートナー団体とともに、貧困のない公正な世界を実現するため活動。その1つのカギとして水と衛生分野にも取りくむ。

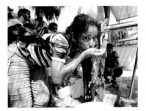

SDGs関連用語解説

衛生習慣 ······ 16

せっけんで手をあらうといった、自らを清潔で健康に保つために毎日すること。衛生習慣があると、健康を維持し病気の蔓延を防ぐことにつながる。ユニセフによれば、世界の約30億人が基本的な手洗い設備を自宅で使用できないという。

下水 ······ 13

下水とは、生活排水や産業排水、雨水などの汚水を集めて処理する施設全般のこと。それに対して水道水など、飲用に適した水を供給する水道のことを上水という。

水系感染症 ······ 15

病原菌や細菌によって汚染された水を飲むことによって起きる感染症のこと。代表的なものとしてコレラ、チフス、赤痢などがある。19世紀、ヨーロッパではコレラ菌が水道水に入ることで蔓延した。これをきっかけにして研究が進み、19世紀末には水を浄化して供給すれば、その地域の水系感染症だけでなく死亡率がさがることが証明された。現在でも、安全な飲み水を供給できない開発途上国では多くの感染症が発生している。

人間の尊厳 ······ 4、17

人間は人間であるかぎり尊いという考えで、人権の基礎といわれる。国際社会ではじめて明文化されたのは、1948年に国連で採択された世界人権宣言。その第1条にはつぎのように記されている。
「すべての人間は、生まれながらにして自由であり、かつ、尊厳と権利について平等である。人間は、理性と良心とを授けられており、互いに同胞の精神をもって行動しなければならない」

水の偏在 ······ 20

安全に利用できる水資源が地域によってかたよりがあること。世界中で安全な水を利用できない人は約22億人おり、とくにサハラ以南のアフリカ地域とアジア地域に集中している。身近に安全に利用できる水資源がないと、汚れた水を飲むしかなく、その結果命を落としてしまうという問題につながっている。

※数字は、関連用語がのっているページを示しています。

さくいん

■著
稲葉茂勝（いなばしげかつ）
1953年東京生まれ。東京外国語大学卒。編集者としてこれまでに1350冊以上の著作物を担当。著書は80冊以上。近年子どもジャーナリスト（Journalist for Children）として活動。2019年にNPO法人子ども大学くにたちを設立し、同理事長に就任して以来「SDGs子ども大学運動」を展開している。

■監修
渡邉 優（わたなべまさる）
1956年東京生まれ。東京大学卒業後、外務省に入省。大臣官房審議官、キューバ大使などを歴任。退職後、知見をいかして国際関係論の学者兼文筆業へ。『ゴルゴ13』の脚本協力も手がける。著書に『知られざるキューバ』（ベレ出版）、『グアンタナモ　アメリカ・キューバ関係にささった棘』（彩流社）などがある。外務省時代の経験・知識により「SDGs子ども大学運動」の支柱の1人として活躍。日本国際問題研究所客員研究員、防衛大学校教授、国連英検特A級面接官なども務める。

■水監修
橋本淳司（はしもとじゅんじ）
1967年群馬生まれ。学習院大学卒業。日本国内、世界各地の水辺、水問題を取材し、水をテーマにした執筆活動や世界各地の水事情、水の賢い利用法などを伝える「みずの授業」を行う。アクアスフィア 橋本淳司事務所代表、武蔵野大学客員教授。

■表紙絵
黒田征太郎（くろだせいたろう）
ニューヨークから世界へ発信していたイラストレーターだったが、2008年に帰国。大阪と門司港をダブル拠点として、創作活動を続けている。著書は多数。2019年には、本書著者の稲葉茂勝とのコラボで、手塚治虫の「鉄腕アトム」のオマージュ『18歳のアトム』を発表し、話題となった。

■絵本
文・絵：ウノ・カマキリ
1946年愛知生まれ。日本テレビジョンのアニメーターを経てイラストレーターとして独立後、風刺漫画、ユーモア漫画を中心にひとコマ漫画家として活躍。日本漫画家協会常任理事。

■編さん
こどもくらぶ
編集プロダクションとして、主に児童書の企画・編集・制作をおこなう。全国の学校図書館・公共図書館に多数の作品が所蔵されている。

■編集
津久井 惠（つくいけい）
40数年間、児童書の編集に携わる。現在フリー編集者。日本児童文学者協会、日本児童文芸家協会、季節風会員。

■G'sくん開発
稲葉茂勝
（制作・子ども大学くにたち事務局）

■地図
周地社

■装丁・デザイン
矢野瑛子・佐藤道弘

■DTP
こどもくらぶ

■イラスト協力（p26）
ウノ・カマキリ

■写真協力
p13：©Sjors737 ¦ Dreamstime.com
p13：Ferdinand Reus
p13：©Chatchai Sangsri ¦ Dreamstime.com
p14：EU Civil Protection and Humanitarian Aid
p15：Editor Gol Monitor
p16：©Francovolpato ¦ Dreamstime.com
p17：hap / PIXTA（ピクスタ）
p18：joyphoto.com
p19：Danler / PIXTA（ピクスタ）
p19：©東京都下水道局
p21：写真：ロイター/アフロ
p22：©Fabian Plock ¦ Dreamstime.com
p23：Deja-vu / PIXTA（ピクスタ）
p27：©JICA
p29：scott harrison
p29：Iyad Al Baba/Oxfam
p29：waterdotorg

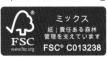

SDGsのきほん 未来のための17の目標⑦ 水とトイレ 目標6　　　N.D.C.498

2020年10月　第1刷発行　　2023年1月　第4刷

著　　　稲葉茂勝
発行者　千葉 均　　編集 片岡陽子
発行所　株式会社ポプラ社
　　　　〒102-8519　東京都千代田区麹町4-2-6
　　　　ホームページ www.poplar.co.jp
印刷・製本　図書印刷株式会社

31p 24cm
ISBN978-4-591-16739-7

水ジャーナリストが見た目標6の達成

水は社会の血液だから、不足したりよごれたりすると大変なことになる。水はSDGsのあらゆる目標に関連する。貧困、飢餓、健康、教育などとの関係は本書で見た通りだ。

2020年の「世界水の日」（毎年3月22日）に国連は2つのメッセージを発表した。

1つは「水と気候変動の関連性を考えよう」だった。目標6「水とトイレ」と目標13「気候変動」は双子のゴールといえる。日本も気候変動の影響をすでに受け、巨大台風の被害に苦しめられたり、雪不足から渇水が懸念されたりする。それでも社会が長期間とまることがないのは、上下水道が整備されているからだ。反対にいえば、上下水道の未整備な国は、気候変動に脆弱で、洪水や渇水のインパクトは大きい。

もう1つは、「新型コロナウイルス感染症の拡大をおさえるため、水とせっけんをつかって定期的に手をあらうことを忘れないで」というものだった。しかしながら、後発開発途上国（開発途上国のなかでもとくに開発がおくれている国）では人口の約4分の3が手洗い設備をつかうことができない。そうした人の割合は、リベリアで99%、エチオピアで92%、マラウイで91%、ザンビアで86%にのぼる。こうした地域で新型コロナ感染者が出ると、家庭での水使用量がふえ、人びと（多くは女性）が水をくみにいく回数がふえる。給水設備や水の販売所がクラスターになる危険もある。そして多くの人にとっては、高額な水を購入することで、すでに苦しい家計がさらに苦しくなる。

気候変動や新型コロナ感染症に適応していくために、水と衛生は基本となる。SDGs目標6の達成はすぐにでも必要なのだ。

橋本　淳司

SDGsのきほん 未来のための17の目標

全18巻

- SDGsってなに？ 入門
- 貧困 目標1
- 飢餓 目標2
- 健康と福祉 目標3
- 教育 目標4
- ジェンダー 目標5
- 水とトイレ 目標6
- エネルギー 目標7
- 労働と経済 目標8
- インフラ 目標9
- 不平等 目標10
- まちづくり 目標11
- 生産と消費 目標12
- 気候変動 目標13
- 海の豊かさ 目標14
- 陸の豊かさ 目標15
- 平和と公正 目標16
- パートナーシップ 目標17

G'sくんのつくりかた 写真

G'sくんは ぼくだよ。

パーツⒶⒷは同じ色の折り紙でつくるよ。
ⒶⒷの順につくってから合体してね。

Ⓐ Ⓑ

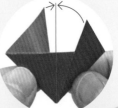

パーツⒶのつくりかた

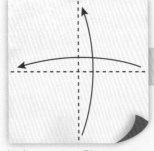

2回折って、4分の1にする。

すべて開く。

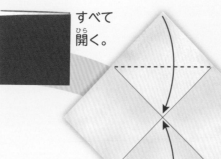

中心に向けて折る。

半分に折る。

まん中であわせる

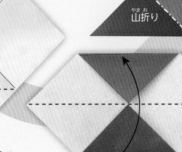

山折り　谷折り

パーツⒷのつくりかた

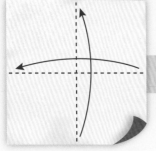

2回折って、4分の1にする。

すべて開く。

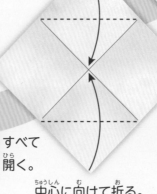

中心に向けて折る。

半分に折る。

まん中であわせる

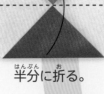

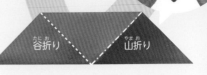

谷折り　山折り